El poder curativo
de las plantas

El poder curativo de las plantas

Editorial Época, S.A. de C.V.
Emperadores núm. 185
Col. Portales
C. P. 03300, México, D. F.

El poder curativo de las plantas

© Derechos reservados 2007
© Editorial Época, S.A. de C.V.
   Emperadores núm. 185, Col. Portales
   C.P. 03300, México, D.F.
   email: edesa2004@prodigy.net.mx
   www.editorial–epoca.com.mx
   Tels.: 56-04-90-46
            56-04-90-72

ISBN: 970-627-562-2

Impreso en México — *Printed in Mexico*

Introducción

Desde hace miles de años, las plantas han sido usadas por los seres humanos como parte fundamental en sus rituales, en los que intentaban convertirse en parte de algo más grande. Con el paso del tiempo esta práctica se solidificó con el avance de la ciencia, porque ya no era parte esencial de un ritual de saneamiento sino que se convirtió en una alternativa medicinal. Cierto, todos estos conocimientos fueron transmitidos de generación en generación, pero dicha riqueza se mantendría en entredicho si no hubiera sido por la intervención de grandes investigadores que avalaron la efectividad de las plantas.

En México ha perdurado la práctica de la herbolaria, de la que se conserva su toque místico pero característico de los pueblos prehispánicos. Es por esto que Editorial Época, con un claro propósito de participar en la difusión de estos invaluables conocimientos, ofrece a sus lectores la posibilidad de entender y poner en práctica el uso de nuevos pero a la vez milenarios tratamientos.

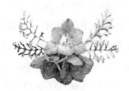

La medicina natural

La medicina natural viene siendo como la madre de la medicina convencional, pues el primer escrito sobre las plantas data del año 3000 a. C., siendo los sumerios los autores de estos impresionantes conocimientos recopilados en tablillas de arcilla. Sin embargo, una no vino a reemplazar a la otra, ni tampoco intentamos que la primera haga desaparecer a la segunda, ya que existe un lugar reservado para cada una. Porque si bien es cierto que la medicina "clásica" tuvo grandes avances en el siglo pasado, lo cierto es que también generó algunos efectos secundarios, es decir, aliviamos una enfermedad produciendo otra. Lo que nos incita hoy en día a ser más prudentes.

Ésta podría ser la ventaja de la medicina natural, la cual ejerce un efecto más suave que se prolonga sin agredir el organismo; sin embargo, bien sabemos que los hombres en su naturaleza de experimentar pueden volver plantas inofensivas en verdaderas cargas de intoxicación. De modo que si buscamos mejorar nuestra calidad de vida, debemos comenzar por respetar la naturaleza, porque la automedicación también ocurre en la llamada fitoterapia.

Ventaja es saber y conocer mucho sobre esta preciosa materia prima que son las plantas medicinales, porque de las cantidades exactas, de la parte activa y de la suministración nosotros nos encargamos, usted sólo tiene que aprender a reconocerlas por la descripción que le damos y el resto dependerá de su constancia, tomando en cuenta que esta medicina no debe reemplazar a la alopática, por lo que visitar al médico sigue siendo una de las recomendaciones principales.

Abedul

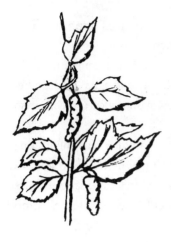

(Betuna pendula Roth)

Es un árbol que pertenece a la familia de las betuláceas que puede llegar a alcanzar los treinta metros, aunque para que esto suceda, necesita demasiada humedad. Su nombre se debe a que sus ramas más jóvenes son colgantes; de su tronco se extraen maderas excelentes, con las que en la antigüedad se fabricaban objetos domésticos. Las hojas son alternas, de forma elíptica, con bordes aserrados y nervaduras paralelas que miden alrededor de 2 cm de largo. Las flores que posee son unisexuales, con un fruto leñoso de 3 cm.

Propiedades:

Las hojas de abedul son apreciables por su contenido de flovoides que permiten purificar las vías linfáticas, además de ser diuréticas y analgésicas. Pero también las virtudes terapéuticas del árbol se deben a una resina (betulina) especial que se forma dentro de las hendiduras de la corteza que se va cayendo.

Aplicación:

Contra los dolores. Lo lograremos a través de la betulina que se obtiene humedeciendo corteza desmenuzada que se deja fermentar. Luego se coloca sobre la piel afectada por coyunturas. Esta resina también es usada para fines industriales, pues al mezclarla con alcohol se usa para impregnar a las pieles de olor a cuero característico.

Contra las enfermedades venéreas. Prepararemos un infusión con 15 grs. de hojas y medio litro de agua. Se debe beber medio vaso por la mañana en ayunas y otro medio vaso por la tarde.

Para disolver cálculos urinarios. Haremos igualmente una infusión, sólo que esta vez con 10 grs. de hojas en 100 ml de agua. Dejamos hervir y tomamos tres cantidades iguales al día. Esto nos ayudará a evitar enfermedades graves como cistitis (inflamación de la vejiga), uretritis (inflamación de la uretra), nefritis (envenenamiento de la sangre por la urea). Cabe mencionar que si añade trozos de corteza a su cocción (sin exceder los 10 grs. en su totalidad) podría obtener mejores resultados, pues ahí se encuentra una mayor cantidad de tanino.

Contra la inflamación de la garganta. Los frutos se pueden ocupar para este tratamiento. Ponga a cocer una pequeña cantidad, machaque y cuele. Mezcle la pulpa con un jarabe y beba hasta tres cucharadas al día.

Para curar heridas, quemaduras, contusiones, eczema y llagas. Ponga a hervir 250 ml de agua; baje el fuego cuando hierva; agregue tres cucharadas de corteza seca, cubra y deje hervir durante diez minutos. Retire y deje reposar una hora. Cuele la solución y humedezca una tela limpia y aplíquela en la parte afectada.

Como tintura. Este destilado sirve para aliviar heridas y llagas. Mezcle en una botella de medio litro de vodka ocho cucharadas de corteza en trozo. Deje reposar dos semanas, tiempo en el que deberá agitar la botella diariamente. Pasado el tiempo, cuele pasando el líquido a otra botella. Coloque en las partes afectadas con tela limpia.

Achicoria

(Cichorium intybus)

Es también conocida como hierba de capuchino, hierba de café u ojos de gato. Es una maleza perenne usualmente cultivada, pero crece también de forma silvestre, principalmente en las regiones mediterráneas de donde es originaria. La planta posee numerosos tallos delgados de 90 cm aproximadamente de altura, abundante follaje y savia lechosa. Sus flores son de color azul claro que brotan incongruentemente de los tallos, dando la impresión de que fueron pegadas a la planta equivocada. La rizoma es de color amarillo claro por fuera, blanco por dentro y tiene un jugo amargo y lechoso. Su historia medicinal es muy antigua, ya que algunos jeroglíficos testimonian su consumo con fines terapéuticos.

Propiedades:

La raíz de la achicoria es utilizada frecuentemente en sustitutos naturales del café, y es que dicha parte contiene insulina, aunque también posee azúcares, sales minerales y principios amargos. Por lo regular se utiliza como tónico estomacal porque nos ayuda a regular la producción de jugo gástrico.

Aplicación:

Como anticonceptivo masculino. Información útil para aquellos hombres que deseen evitar tener descendencia; funciona mejor en combinación con un condón. Adquiera en una tienda naturista una raíz de achicoria, tueste en un comal y añada a su café, que de preferencia debe ser de olla, preparado de la forma tradicional. Beba alrededor de tres tazas al día, pudiendo hacerlo en una cantidad de hasta seis, pues la raíz de achicoria disminuye la cafeína, de ahí que no se corra ningún tipo de riesgo. Esta práctica inmovilizará a sus espermatozoides, pero su miembro le funcionará de forma normal. Cuando desee suspender el método para poder concebir, retire la raíz del café por lo menos seis días antes de su encuentro sexual.

Para purificar el hígado. Prepare una infusión igual a la del caso anterior, sólo que tiene que tomar únicamente dos tazas al día.

Para reducir la taquicardia. Haga lo mismo que en el caso anterior.

Como neutralizador de la digestión. Prepare una infusión con una raíz pequeña de achicoria en un litro de agua; tome una taza a cualquier hora del día endulzada con una cucharada de miel, lo que le ayudará a corregir la acidez estomacal.

Para disolver cálculos biliares. Se prepara una infusión con tres cucharadas de raíz de achicoria molida o picada en un litro de agua hirviendo; baje el fuego y deje durante veinte minutos; retire del fuego y agregue media taza de raíces crudas de endibia finamente picada, tape y deje en reposo durante 45 minutos. Tome dos tazas al día, una por la mañana y la otra dos horas antes de ir a la cama.

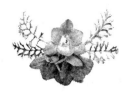

Ajenjo

(Artemisia absinthium)

Es una hierba perenne de hasta un metro de altura, con tallos de color blanco grisáceo cubiertos por una fina pelusa. Sus hojas, también cubiertas de pelusa, son sedosas y glandulares con pequeñas partículas de resina que tienen un color verde amarillento. De la planta se desprende un olor aromático y su sabor es condimentado y amargo.

Propiedades:

Las partes del ajenjo que se utilizan son las hojas y los tallos florecientes, cosechados antes o durante el florecimiento. Esta planta ornamental contiene un aceite esencial que combate los hongos y las bacterias.

Aplicación:

Para combatir dolores de artritis y parto. Se prepara una tintura alcohólica hecha de ajenjo; para ello necesitamos taza y media de hierba cortada en pedazos u ocho cucharadas de ajenjo en polvo y dos tazas de whisky o alcohol puro de caña; vierta todo en un frasco limpio y deje reposar durante dos semanas, aunque diario deberá agitar la botella. Cuando esté lista la tintura, sumerja unas gasas en ella y coloque en las partes afectadas. La tintura no daña al producto, así que puede colocar una gasa mojada cerca de la vagina para aminorar los dolores del parto.

Contra parásitos intestinales. Puede hacerlo de dos maneras: primero vertiendo diez gotas de la tintura anterior en un vaso de agua al tiempo; beba en ayunas. Y el segundo es una infusión hecha a base de un litro de agua hirviendo y un puñado de hierba, se deja reposar y se bebe una taza en ayunas.

Repelente de insectos. Desmenuce un puñado de hojas de ajenjo, machaque hasta obtener una mezcla uniforme, eche un poco de vinagre de sidra de manzana. Coloque una pequeña cantidad de la mezcla en una gasa; amarre en las esquinas de su habitación, esto la dejará libre de mosquitos y moscas. Puede frotar con otra gasa a sus mascotas, de este modo estarán libres de pulgas, moscas y garrapatas.

Contra la hepatitis. Ponga a hervir dos tazas de agua; retire del fuego y añada cuatro cucharadas de hojas y tallos, tape y deje en remojo hasta que el líquido se entibie. Tome media taza en la mañana, otra media taza en la tarde y una más por la noche.

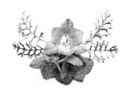

Ajo

(Allium sativum L.)

¿Sabía usted que para los egipcios el ajo era sagrado?, y es que esta cultura lo utilizaba para prácticamente todo, al igual que los hebreos. El ajo es un pariente cercano de la cebolla y era utilizado generalmente como afrodisiaco, repelente contra las plagas, antídoto para espantar a los demonios y vampiros, y como agente embalsamador; eso sin mencionar que es y seguirá siendo el condimento más popular. Las hojas de la planta son largas, estrechas y planas como las de la hierba de jardín. Su bulbo es de naturaleza compuesta y consiste de numerosos dientes agrupados entre las escamas membranosas y encerrados en una corteza blanca que los retiene como en una especie de saco.

Propiedades:

Las propiedades del ajo se deben a una sustancia de naturaleza azufrada, la aliína y el ajoeno. Se utiliza comúnmente para combatir la hipertensión y para mejorar la circulación sanguínea.

Aplicación:

Como antibiótico natural. Se dice que el ajo es la penicilina natural, y no es para menos, pues sólo por consumirlo en crudo nos ayuda a prevenir un sinfín de enfermedades, entre ellas el cáncer. Para evitar que nos deje un olor desagradable sólo basta con rebanarlo y retirarle el centro, es decir, el rabito verde que nace justo en el corazón de cada diente.

Intente consumir mayores cantidades de ajo, tome en cuenta que no pierde nada y gana bastante terreno en la salud.

Para combatir dolores de cabe 1 e hipertensión. La siguiente tintura sirve para prácticamente todo, pues es tan eficiente que su consumo garantiza una salud plena. Para prepararla necesita machacar cuatro cabezas de ajo; échelas en una botella limpia, añada un litro de alcohol de caña o whisky. Deje reposar durante dos semanas y consuma veintiún gotas en un vaso de agua, de preferencia diario en ayunas. Notará que se enferma menos y es difícil que recaiga por estrés o padezca de presión alta (hipertensión).

Contra picaduras de insectos. Sobre todo los que inyectan veneno: arañas, alacranes, escorpiones, salamandras, víboras. La aplicación de ajo sobre la parte afectada y el consumo de agua con ajo y miel puede ser un factor de vida o muerte, ya que le permite ir eliminando el veneno en la sangre mientras a usted le da tiempo de llegar al hospital, es decir, retarda el proceso de intoxicación. Cabe mencionar que es importante frotar los dientes de ajo en la zona donde el animal inyectó el veneno, porque esa área tiende a carcomerse; de esta manera, también es recomendable en casos de picaduras menores propinadas por animales más inofensivos como son abejas, avispas, moscas, mosquitos.

Para combatir parásitos intestinales. Durante cinco días consuma un diente de ajo en ayunas; desalojará los parásitos al cabo de ese tiempo.

Contra los escalofríos. Sin importar qué los esté generando, sólo tiene que moler un par de dientes de ajo; mezcle con una pizca de pimienta de cayena. Ponga la mezcla en dos gasas, y éstas las colocará sobre los talones. Ideal para la hipotermia también.

Para controlar el asma. Desmenuce siete dientes de ajo y mezcle con un poco de manteca de cerdo. Coloque en el pecho cada vez que le dé una alergia asmática.

Contra la coagulación sanguínea. Cuando vaya a consumir una comida rica en grasa, procure que esté acompañada de una ensalada o vinagreta que contenga cebolla y ajo.

Para combatir el insomnio. Coloque dos dientes de ajo en un saquito de tela ligera, ponga debajo de la almohada y listo, se olvidará del insomnio.

Para reducir el colesterol. Consuma grandes cantidades de ajo crudo en las comidas.

NOTA. Si desea probar más remedios naturales a base de ajo le aconsejamos adquirir el libro *Curación por el ajo*, de esta misma casa editorial.

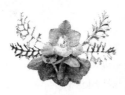

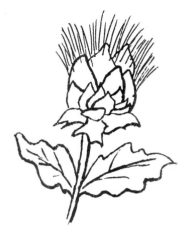

Alcachofa

(*Cynara scolymus L.*)

Pertenece a la familia de las espinosas provenientes del Mediterráneo; sin embargo, la parte de la alcachofa que estamos acostumbrados a comer es la menos activa, mientras que todo el resto, que es increíblemente amargo, es lo más nutritivo y terapéutico. Aunque debemos tener cuidado porque dos vegetales se conocen como tal (alcachofa y alcachofa de Jerusalén), pero no guardan absolutamente ninguna relación; vamos a distinguir la alcachofa de la otra que ni siquiera lo es y tampoco proviene de Jerusalén, porque la primera es de color verde, similar a una col diminuta, salvo que sus hojas son más pequeñas y gruesas. ·

Propiedades:

Las alcachofas contienen una sustancia amarga y aromática llamada cinarina, que nos permite aumentar la secreción biliar, lo que favorece el tracto intestinal. Pero además la hoja contiene esteroles, magnesio y potasio. La alcachofa estimula la regeneración de las células del hígado cuando éstas están expuestas a toxinas.

Aplicación:

Para controlar el colesterol. Prepare una tintura con cinco tazas de hojas de alcachofas y póngalas a remojar en dos litros de alcohol de caña o whisky, eche en una botella limpia y deje reposar durante dos semanas. Cuele y tome una cucharada dos veces al día entre las comidas.

Para aumentar los poderes mentales. Desmenuce una alcachofa en pedazos y póngala en un frasco con un poco de agua, la suficiente como para únicamente cubrirla; tape el frasco y coloque sobre una sartén con agua durante dos horas (tiene que estar al fuego), conforme se vaya consumiendo el agua del sartén agregue más. Retire y cuele el contenido, exprimiendo las hojas. Tome tres cucharadas tres veces al día.

Contra los problemas del hígado. Utilice la alcachofa de forma regular, es decir, en ensaladas, platillos, etcétera.

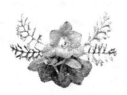

Alfalfa

(Medicago sativa)

Es una hierba perenne que abunda comúnmente a orillas de los campos y en los valles. Originaria de Asia y África del Norte, la alfalfa es de tallo suave y erecto que crece de una raíz primaria delgada que puede llegar a alcanzar los 30 cm de altura. Sus flores son de color azul o púrpura durante los meses de verano y producen unas vainas enrolladas en forma de espiral. Considerada por los árabes como la madre de todos los alimentos, es comúnmente utilizada para fortalecer el cabello.

Propiedades:

La alfalfa contiene minerales principalmente en la parte de la raíz, pero también es rica en proteínas, aminoácidos y una gran cantidad de vitamina K, útil para combatir la anemia. Aunque de igual manera debemos destacar su contenido de estrógeno vegetal, llamado cumestrol, que posee una doble acción hormonal y remineralizante.

Aplicación:

Para prevenir el endurecimiento de las arterias. Lo mejor es consumir unas ramas de alfalfa en jugo de zanahoria.

Contra las infecciones de la piel. Machaque el brote de varias ramas de alfalfa y coloque en las partes afectadas, deje actuar unos minutos y retire con agua tibia. Repita la operación hasta que sane la infección.

Para obtener vitaminas. Licue un vaso de jugo de naranja con veinte hojitas de alfalfa; tome en ayunas.

Contra la diabetes. Consuma brotes de alfalfa con jugo o agua por lo menos dos veces al día; ayuda a que el organismo responda a la insulina.

Para combatir la anemia. Consuma hojas o brotes de alfalfa con jugo de zanahoria, a razón de un vaso de jugo y veinte hojas o cinco brotes de alfalfa.

Para aumentar la leche materna. Prepare una infusión con 100 grs. de hojas de retoños y dos litros de agua. Ponga a hervir durante cinco minutos y deje enfriar antes de beberla como agua de tiempo.

Como suplemento y complemento alimenticio. Licue 100 grs. de hojas de retoños y un litro de jugo de piña; tome como agua de tiempo. Recomendado para aquellas personas que no sienten apetito o para quienes están a dieta, ya que este sencillo jugo les dará las vitaminas y minerales que les hacen falta. Puede también suministrarse a aquellas personas que padecen de algún desorden alimenticio como la anorexia.

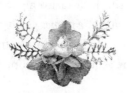

Áloe o zábila

(Áloe vera)

Planta perenne originaria de África oriental y meridional, pero cultivada en prácticamente todo el mundo, sobre todo en las zonas tropicales. Su raíz es fuerte y fibrosa, que produce una roseta de hojas carnosas que parten de la base. El tejido en el centro de la hoja contiene una gelatina que es conocida como áloe vera.

Propiedades:

El áloe vera contiene 96 por ciento de agua, que es utilizada para cerrar los tejidos lesionados en la piel, y el otro cuatro por ciento restante es una pulpa que contiene moléculas de carbohidratos que permiten que actúe como humectante.

Aplicación:

Para acabar con las verrugas. Corte un trozo de zábila y ábrala por el centro, humecte un algodón con la gelatina que brota del centro y colóquelo sobre la parte afectada, es decir, encima de la verruga; vuelva a humectar con más gelatina y repita dos veces más. Al día siguiente haga lo mismo pero con otro algodón. Por el cuarto o quinto día la verruga deberá desaparecer sin dejar rastro alguno.

Contra las quemaduras de primer grado. Coloque en las partes afectadas un poco de la gelatina extraída del áloe vera, deje actuar hasta que seque y repita el procedimiento; enjuague con agua tibia.

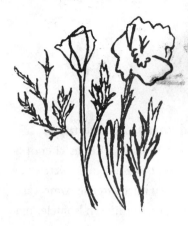

Amapola

(Eschscholtzia californica Cham.)

Pertenece a la familia de las papaveráceas, es originaria de California y posee flores de color rojo con semillas negruzcas. La amapola es rica en aceite y crece generalmente en los terrenos húmedos.

Propiedades:

Contiene un hipnótico natural que beneficia el sueño nocturno. Pero también nos ayuda a combatir el estrés y a reducir el nerviosismo.

Aplicación:

Para combatir el insomnio. Prepare una infusión con 10 grs. de pétalos de amapola y un litro de agua. Deje reposar quince minutos antes de consumir. Tome una cucharada cada hora, esto le ayudará a conciliar el sueño por la noche. Este tratamiento también elimina la tos rebelde y el asma, al tiempo que calma los nervios.

Amaranto

(Amaranthus hypochondriacus, A. cruentus)

Es una fruta perteneciente a la familia de las chenopodium, y es muy parecida al ajonjolí, de ahí que se crea que es una hierba. Su sabor es picante y puede freírse como rosetas de maíz o cocer al vapor para convertirlo en hojuela, manera por la que se cree que es un cereal. La planta de amaranto crece en cualquier lugar donde haya un poco de agua y fertilizante.

Propiedades:

Considerado como la comida del futuro, las semillas de amaranto son ricas en proteínas, lo que las hace perfectas para la sustitución o complementación de los alimentos.

Aplicación:

Para la diarrea y las hemorragias. Prepare una infusión con dos cucharadas de semillas de amaranto y tres tazas de agua; deje hervir a fuego lento y retire para que repose. Beba dos tazas diarias hasta que desaparezcan los problemas.

Para combatir el acné y otras infecciones de la piel. Realice la misma infusión, pero en vez de tomarla, enjuague las partes afectadas.

Contra infecciones vaginales. Prepare una infusión con tres cucharadas de semillas de amaranto y un litro de agua; cuando hierva añada una cucharada de hojas y deje al fuego algunos minutos más. Retire, deje enfriar y lave la parte afectada con el agua resultante.

NOTA. Si desea ampliar la información puede adquirir el libro *El amaranto, la soya y el ginseng, plantas maravillosas,* de esta misma casa editorial.

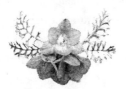

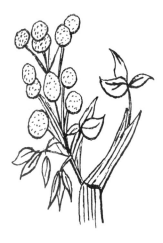

Angélica

(Archangelica officinalis Hoffm.)

Hierba bianual o perenne que puede llegar a resistir temperaturas muy bajas, por lo que es bastante común en los países fríos como Inglaterra, Escocia e Islandia. Pero gracias a que es altamente estimada por curar un gran número de enfermedades, podemos encontrarla en cualquier tienda naturista. La angélica posee una raíz grande que contiene un aceite esencial beneficioso para el sistema digestivo. Se cree que el origen de las curaciones a través de esta hierba se debió a que un ángel reveló en sueños su existencia.

Propiedades:

Es antiespasmódica, ideal para combatir la colitis calmando los espasmos y dolores intestinales. También favorece la secreción biliar, evita la formación de gases intestinales y combate la aerofagia.

Aplicación:

Contra la anemia y la debilidad de las glándulas. Lo más recomendable es que adquiera unas cápsulas de angélica en las tiendas naturistas. Cada una contiene 250 mgrs. de polvo criomolido de raíz con una valoración superior a 0.3 por ciento de aceite esencial. Tome dos de estas cápsulas al día.

Para combatir dolores premenstruales. Consuma tres cápsulas de angélica al día, durante los días en que los dolores aparecen. También son ideales para calmar los dolores de la menopausia.

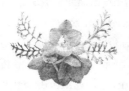

Árnica

(Árnica montana)

Es una planta compuesta cuyas flores y raíz tienen un sabor acre y aromático, de olor fuerte que obliga a estornudar. Alcanza una altura de 30 cm y posee un tallo áspero ahuecado. Sus flores son de color amarillo y algunas anaranjadas.

Propiedades:

Existen muchas especies de árnica, algunas de ellas tóxicas, por lo que no es muy recomendable, sobre todo si no conoce la planta. Sin embargo, y para evitar que se intoxique adquiérala en establecimientos reconocidos y no abuse de la cantidad recomendada.

Aplicación:

Para desinflamar los bronquios. Hierva 10 grs. de flores de árnica en un litro de agua, deje reposar y sirva acompañado de miel de abeja. Tome una cucharada tres veces al día, sin excederse de cinco días continuos. Esta infusión nos sirve para aliviar la fiebre también.

Contra los catarros. Prepare una infusión con 8 grs. de flores de árnica y un litro de agua. Tome un cuarto de taza, tres veces al día. No exceda su consumo a más de tres días.

Para aliviar heridas y contusiones. Consideramos que esta es la mejor forma de aplicar el árnica. Prepare una infusión con 15 grs. de flores y un litro de agua, deje hervir quince minutos, retire y deje enfriar. Enjuague las partes afectadas con el agua resultante.

NOTA. Si desea conocer los tipos de árnica y sus propiedades, además de obtener más remedios naturales a base de esta hierba, adquiera el libro *Curación por el árnica*, de esta misma casa editorial.

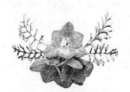

Berro

(Nasturtium officinalis)

Planta herbácea crucífera de sabor picante. De tallo corto y hojas redondas, posee hojas que forman racimos de pétalos blancos.

Propiedades:

Por su alto contenido de vitaminas A, B, C y D, posee múltiples adeptos en la preparación de ensaladas y diversos alimentos.

Aplicación:

Contra la inflamación bucal. Ponga a macerar 200 grs. de tallos y hojas de berro en un litro de agua; deje reposar cerca de dos días. Beba a partir del siguiente día en ayunas. Este remedio se puede utilizar también para aliviar la gingivitis y faringitis.

Para favorecer la circulación linfática. Utilice el remedio anterior. Es más conveniente la maceración, que significa dejar reposar la hierba ya sea en agua o alcohol, durante varios días, porque al hervirse pierde todas sus propiedades.

Contra la tuberculosis. Este remedio puede prepararse de dos formas: la primera es hirviendo 100 grs. de berro en un litro de agua; se endulza con miel de abeja y se bebe caliente. Y la otra es macerando la misma cantidad de berro en un litro de agua hirviendo; se endulza con miel de abeja y se bebe de inmediato.

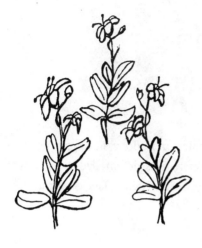

Boldo

(Peumus boldus Mol.)

Arbusto nictagíneo perteneciente a la familia de las monimiáceas. Llega a alcanzar una altura de hasta ocho metros. Sus hojas oblongas son opuestas y muy aromáticas. Sus flores son verdosas o en ocasiones blancas y también aromáticas.

Propiedades:

El boldo contiene un aceite esencial en sus hojas, llamado boldoglucida, que se emplea para la producción de infusiones que permiten aliviar enfermedades del hígado y que facilitan la digestión.

Aplicación:

Contra las erupciones de la piel. Prepare una infusión con 100 grs. de hojas y flores de boldo en un litro de agua; deje hervir quince minutos y cuando se enfríe, enjuague las partes afectadas. Ideal para aliviar el acné.

Para aliviar enfermedades del hígado. Ponga a hervir 50 grs. de flores de boldo en un litro de agua. Tome una taza al día endulzada con miel de abeja, hasta que desaparezcan los malestares.

Bugambilia

(Bugaubvukkea conn)

Arbusto de hojas de color morado y flores pequeñas de color verde. Por sus características de enredadera es muy usada para cubrir paredes y casas enteras. Llega a alcanzar hasta los 3 m de altura.

Propiedades:

La bugambilia no puede ser consumida sola, pues su sabor es fuerte. Por lo general se utiliza para combatir los resfriados severos.

Aplicación:

Contra los resfriados. Prepare una infusión con treinta flores de bugambilia morada, veinte hojas de eucalipto, una rama de canela y tres cucharadas de miel; todo en un litro de agua. Deje hervir durante quince minutos y tome tres tazas al día, hasta que el resfriado desaparezca.

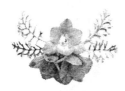

Cactus

(Cactus grandiflorus)

Pertenecen a las cactáceas; son de tallo redondo, cilíndrico y prismático, que se divide en una serie de paletas ovaladas con espinas o pelos, globosas. En el interior de su tallo se almacena una gran cantidad de agua.

Propiedades:

Los cactus poseen un alcaloide llamado cactina que se utiliza en especial como tónico cardiaco, aumentando la fuerza de las pulsaciones y la presión arterial.

Aplicación:

Contra la angina de pecho. Prepare un cocimiento con 100 grs. de tallo carnoso cortado en trozos y liberado de espinas en un litro de agua. Tome una taza en ayunas endulzada con miel de abeja.

Contras las palpitaciones, arritmias, cansancio y depresión mental. Prepare una tintura con 40 grs. de tallo y 100 ml de alcohol de caña; deje macerar durante veinticuatro horas. Cuele y tome cuarenta gotas en un vaso de agua, tres veces al día antes de cada alimento.

NOTA. No suministre ninguno de los tratamientos hechos a base de cactus en niños menores de siete años y en mujeres embarazadas. El abuso puede originar evacuaciones violentas.

Caléndula

(Calendula officinalis)

La caléndula es originaria de Europa, produce flores que van desde el amarillo hasta el anaranjado y crece abundantemente en los terrenos baldíos y jardines en forma de maleza. Existe una creencia que dice que si las flores de caléndula crecen después de las siete de la mañana, es seguro que lloverá al día siguiente.

Propiedades:

Generalmente se aplica en forma de ungüento, el cual es eficiente en casos de problemas en la piel, músculos o vasos sanguíneos, tales como heridas, inflamaciones, venas varicosas, desgarramientos y hongos en los pies.

Aplicación:

Para aliviar úlceras duodenales. Prepare una infusión con una cucharada de raíz de consuela, una cucharada de caléndula y medio litro de agua; deje hervir durante cinco minutos y reposar cuarenta. Tome dos tazas diarias endulzadas con miel de abeja.

Para aliviar la colitis crónica. Prepare una infusión con diente de león, hierba de San Juan, toronjil, caléndula, raíz de hinojo (a medida de una cucharada por ingrediente) y litro y medio de agua. Deje hervir durante cinco minutos, retire y permita que repose la infusión durante una hora. Beba una taza al día, endulzada con miel de abeja.

Contra las venas varicosas. Pique finamente dos puñados de hojas, flores y tallos de caléndula fresca. Derrita taza y media de manteca de cerdo en una sartén; añada la caléndula picada. Revuelva la mezcla con una cuchara de madera, esto es muy importante, luego retire del fuego. Al día siguiente, caliente la mezcla y cuele ayudándose de un paño. Almacene en un frasco limpio. Unte el ungüento sobre la piel de tres a cuatro veces al día, de preferencia con un paño tapando las zonas afectadas. Da resultados a partir del cuarto día.

Para aliviar la hepatitis y las inflamaciones. Prepare una tintura con un puñado de caléndula fresca y dos tazas de alcohol de caña o whisky; deje macerar al sol durante catorce días, agitando cinco veces por día. Beba quince gotas diluidas en un vaso de agua, de preferencia en ayunas.

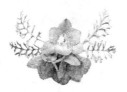

Canela

(*Cinnamomum zeylanicum*)

Es un arbusto que pertenece a la familia de las lauráceas, que alcanza hasta los diez metros de altura. Su tronco es liso, sus flores son de color blanco y su fruto es una grupa oval de color azul pardo. La canela, producto de aroma fuerte y agradable, se encuentra en la segunda corteza de sus ramas.

Propiedades:

Entre sus propiedades medicinales se encuentra la capacidad de ser un estimulante de la circulación sanguínea, por lo que mejora el rendimiento cardiaco y respiratorio; es antiséptico y antiputrescente; antiespasmódico, afrodisiaco y parasiticida.

Aplicación:

Contra las reumas. Prepare una infusión con 25 grs. de corteza y un cuarto de litro de alcohol de caña; deje macerar dos días; aplique sobre las partes afectadas. El remedio puede ser utilizado en casos de dolores de cabeza leves, pudiendo aplicar un poco de la mezcla sobre la sien.

Como enjuague bucal. Este remedio mata los gérmenes que se reproducen en la boca después de los alimentos. Para ello prepare una tintura con doce cucharadas de canela en polvo y dos tazas de alcohol de caña o whisky; deje macerar durante dos semanas, agitando dos veces al día. Cuele y almacene en una botella limpia. Diluya cinco gotas de esta tintura en medio vaso de agua y beba diariamente en ayunas.

Para aliviar los dolores estomacales. Prepare una rebanada de pan de caja con un poco de mantequilla, cinco pasas y una pizca grande de canela. Coma moderadamente y verá que la indigestión, los calambres abdominales y la acidez serán cosa del pasado.

Contra la gripe y los resfriados. Ponga a hervir una rama de canela y cinco clavos en medio litro de agua; deje hervir durante tres minutos. Retire del fuego y añada dos cucharadas de jugo de limón, cucharada y media de miel de abeja y dos cucharadas de whisky. Revuelva bien, tape y deje reposar durante veinte minutos. Tome media taza cada cuatro horas. El remedio es ideal para aliviar cuerpos cortados.

Para eliminar los hongos de pies. Prepare una infusión con ocho ramas de canela y medio litro de agua; deje hervir durante quince minutos y enjuague friccionando la zona.

Para prevenir el cáncer. Incluya la canela en sus alimentos: panes, postres, galletas, cereales, ensaladas, pues ayuda considerablemente a eliminar numerosos agentes químicos presentes en muchos de los alimentos que ingerimos y que son causantes de cáncer.

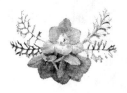

Cardo santo

(Cnicus benedictus)

Hierba exuberante que alcanza el metro de altura. Sus grandes y vistosas flores varían de color, sin embargo, predomina el rojo. El cardo santo está rodeado de connotaciones religiosas, de ahí que también sea conocido bajo otros nombres, como el de hierba del Espíritu Santo. Crece generalmente en las zonas húmedas, terrenos baldíos, praderas y pastizales.

Propiedades:

Se utiliza como remedio para hacer salir el frío de los intestinos y mezclada con otros ingredientes ayuda en el tratamiento de la fiebre.

Aplicación:

Para combatir las infecciones de tórax. Prepare una infusión con 50 grs. de hojas o raíz y medio litro de agua; deje hervir unos minutos y beba endulzado con miel de abeja. De igual forma emplee para aliviar la fiebre.

Para estimular la producción de leche en mujeres que están amamantando. Ponga a hervir medio litro de agua; retire del fuego y añada cucharada y media de hierba seca; deje reposar durante 45 minutos. Escurra y beba una taza endulzada con miel de abeja media hora antes de amamantar al bebé. El remedio también es utilizado para mejorar el funcionamiento del corazón.

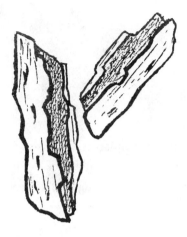

Cáscara sagrada

(Rhamnus prusiana D.C.)

Pertenece a la familia de las rhamnáceas, plantas con principios activos de propiedades laxantes. El árbol del que se obtiene la valiosa corteza de color marrón-rojizo que recibe este nombre es efímero, de tamaño pequeño o mediano, de ramas peludas, que en algunos casos puede alcanzar los 16 m de altura.

Propiedades:

Es utilizado como laxante natural; aunque no puede ser utilizada en niños menores de doce años y el tratamiento, en caso de adultos, no debe exceder de ocho días.

Aplicación:

Contra el estreñimiento. Ponga a hervir un poco de cáscara sagrada en medio litro de agua; deje reposar y beba una taza en ayunas endulzada con miel. Sin embargo, sabemos que es muy difícil encontrar esta hierba o especia en nuestro país, por ello, le recomendamos adquirir cápsulas en una tienda naturista. La ingesta recomendada es de tres cápsulas al día.

Cebolla

(*Allium cepa*)

Planta hortense de la familia de las liliáceas, de hojas fistulosas y cilíndricas. Posee una raíz fibrosa que nace de un bulbo esferoidal, formado de capas tiernas y jugosas, de olor fuerte y sabor picante.

Propiedades:

Se cultiva por su valor gastronómico y propiedades antiescorbúticas y diuréticas.

Aplicación:

Como diurético. Consuma grandes cantidades de bulbo crudo.

Contra los edemas. Rebane una cebolla grande y coloque sobre las partes afectadas, deje actuar durante quince minutos y retire. Repita la operación.

Para la difteria. Triture una cebolla y extraiga el mayor jugo posible, mezcle con medio vaso de agua.

Para combatir dolores de oído. Ponga a hornear una cebolla grande y corte en rebanadas; coloque una, mientras está tibia, en la parte externa del oído afectado y cubra con un paño limpio. Mantenga las otras rebanadas en el horno a fuego lento porque va a repetir el procedimiento. Haga esto hasta que el dolor de oído desaparezca completamente.

Contra dolores de muelas. Prepare un aceite con media cebolla picada, tres dientes de ajo desmenuzados y una taza de aceite de oliva; deje macerar durante diez días, y evite que le caiga polvo. Con un gotero aplique sobre las muelas afectadas. El remedio puede ser empleado para aliviar los dolores ligeros de oídos.

Como acondicionador de cabello. La parte que se utiliza es la cáscara. Tiene que ponerla a secar en una bolsa de papel. Cuando tenga alrededor de dos tazas de cáscaras secas de cebolla, póngalas en una sartén y eche un cuarto de litro de agua. Tape y deje reposar durante cincuenta minutos, cuele y enjuague el cabello recién lavado; luego de unos minutos vuelva a enjuagar. Su cabello quedará sedoso y con un brillo excepcional.

Para eliminar la tos. Corte dos cebollas grandes en rebanadas y coloque en un tazón de madera; bañe hasta cubrirla con miel oscura. Deje reposar hasta el día siguiente y extraiga todo el jarabe que soltó. Tome una cucharada cada dos horas hasta que la tos desaparezca. Si no tiene a la mano miel oscura, opte mejor por azúcar morena en vez de usar una clara.

Contra la hipertensión y el insomnio. Consuma grandes cantidades de cebolla cocida pues actúa como relajante natural.

Para aumentar la longevidad. Simplemente incluya grandes cantidades de cebolla y ajo en su dieta diaria.

Para la impotencia sexual. Prepare una mezcla con media cebolla blanca, dos cucharadas de aceite de oliva y una de jugo de limón; beba en ayunas.

Contra malestares estomacales. Prepare una infusión con diez hojas de planta de cebolla y un litro de agua. Beba una taza endulzada con miel de abeja.

NOTA. Si desea obtener más información y remedios naturales con la cebolla puede adquirir el libro *Curación por la cebolla* de esta misma casa editorial.

Cedrón

(Simarouba cedron)

Planta simarubácea que posee frutos en drupa, conocidos como huevos de pavo o nueces de cedrón. Sus hojas son compuestas y tan largas que llegan a medir un metro, contienen almidón, clorofila, un resinoide amargo, un glucósido y una mínima cantidad de un alcaloide llamado cedrina.

Propiedades:

Entre sus propiedades medicinales se encuentran su capacidad antiséptica, fungicida, expectorante y estimulante, por lo que se utiliza en el tratamiento de diversas enfermedades tales como cistitis, gonorrea y desórdenes de las vías urinarias.

Aplicación:

Como antídoto. La tintura de cedrón es un estupendo antídoto contra venenos inyectados por animales ponzoñosos. Para obtenerla tiene que poner a macerar 2 grs. de corteza o de polvo de semilla en 5 ml de alcohol de caña, durante doce días. Guarde y emplee cuando sea necesario.

Contra cólicos, indigestión y producción excesiva de gases. Prepare una infusión con 10 grs. de hojas de cedrón y un litro de agua; deje hervir y tome una taza endulzada con miel. De persistir las molestias, beba una taza más.

Cola de caballo

(Equisetum arvense)

Es una planta perenne conocida como equiseto, debido a su ramaje. Esta planta es famosa tanto por su rica composición como por su antigüedad. Su apariencia es extraña, con rizoma trepador en forma de soga y raíces en los nudos que producen numerosos troncos ahuecados. Tiene dos tipos de troncos: el primero que es fértil, de color rojizo, termina en forma de punta de cono y contiene esporas; y el segundo, que muere rápidamente.

Propiedades:

La cola de caballo estimula la síntesis de colágeno contenido en los tejidos óseos y conjuntivos debido a su contenido de sílice.

Aplicación:

Para curar fracturas y ligamentos desgarrados. Prepare una infusión con 50 grs. de cola de caballo y un litro de agua; deje hervir y tome una taza endulzada con miel de abeja, de preferencia en ayunas. O si lo prefiere puede adquirir unas cápsulas en las tiendas naturistas y tomar dos al día.

Contra las hemorragias y como diurético. Hierva dos cucharadas de cola de caballo en medio litro de agua; deje reposar durante treinta minutos. Beba dos tazas endulzadas con miel de abeja, de preferencia una por la mañana y la otra antes de ir a la cama.

Comino

(Cominum cyminun)

Hierba perteneciente a la familia de las umbelíferas que produce un fruto aromático del mismo nombre. Sus flores son blancas y a veces aparecen con un tono rojizo. Sus semillas tienen forma ovoide y se hallan unidas en pares. Tanto el fruto como la semilla o la planta en su conjunto se utilizan como condimento.

Propiedades:

Se emplea generalmente como estimulante.

Aplicación:

Como estimulante. Hierva 100 grs. de raíces en un litro de agua; deje reposar durante quince minutos y beba endulzado con miel de abeja.

Para regular la menstruación. Extraiga un aceite friccionando las semillas directamente sobre el abdomen; no se enjuaga.

Para los dolores abdominales. Disuelva dos y media cucharadas de semillas de comino en agua caliente, deje macerar durante dos horas. Cuele y seque, luego triture con un objeto pesado; mezcle con harina y un poco de agua caliente con aceite de menta, forme una pasta firme. Esparza la mezcla sobre una gasa y coloque en el abdomen. Ideal para aliviar dolores de hígado, estómago y vesícula. O si lo prefiere haga una infusión con una cucharada de semilla y un litro de agua; deje hervir durante cinco minutos y beba en cuanto se entibie.

Cordoncillo

(Piper sanctum)

Es un arbusto que pertenece a la familia de las piperáceas. Alcanza una altura de hasta dos metros. Sus hojas son alternas con el pecíolo corto. Y sus flores además de ser pequeñas se agrupan en forma de espigas.

Propiedades:

El cordoncillo es astringente y diurético; se utiliza generalmente para el tratamiento del asma, la bronquitis y la laringitis.

Aplicación:

Para controlar el asma y la bronquitis. Prepare una infusión con dos cucharadas de cordoncillo y medio litro de agua; deje reposar y beba endulzando con miel de abeja.

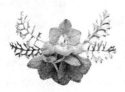

Coriandro o cilantro

(Coriandrum sativum)

El cilantro es conocido también como culantro; es una planta anual que ha sido cultivada durante varios milenios. Su tronco es redondo, finamente acanalado que llega a medir hasta 60 cm de altura. Las hojas son pinadas y las flores crecen en umbelas planas que pueden tener una coloración blanca o roja. Sus semillas son de color café, redondas con un olor desagradable que desaparece cuando maduran, momento en que adquieren un distintivo aroma picante.

Propiedades:

El cilantro es una hierba digestiva.

Aplicación:

Para combatir el mal aliento. Se prepara un enjuague bucal de la siguiente manera: ponga a hervir dos litros de agua; baje el fuego y agregue tres cucharadas y media de cilantro. Deje cocer a fuego lento durante hora y media, o hasta que el líquido se reduzca a la mitad; añada dos cucharadas de cáscara de naranja rallada y un dátil deshuesado; cocine otros quince minutos. Agregue una cucharada de hojas de cilantro secas, otra de perejil picado y dos más de aceite de menta piperita. Deje reposar todo durante media hora, revolviendo ocasionalmente. Cuele pasando por un tamiz o filtro. Realice gárgaras con el enjuague que también le servirá para eliminar olores desagradables en los genitales (para los hombres), para ello sólo tiene que frotar la zona con un poco del enjuague. O si lo prefiere, elimine con el mismo enjuague bucal dolores de muelas.

Contra gases intestinales. Mastique tres ramas de cilantro bien lavadas y picadas. Este remedio también se puede utilizar para desinflamar el estómago.

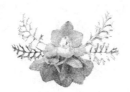

Culantrillo

Es un helecho que se produce en las zonas cálidas y húmedas de nuestro país y que también es muy apreciado como planta de ornato. Sus hojas son triangulares, de color verde oscuro.

Propiedades:

Posee abundantes sustancias terapéuticas que permiten ayudar en las infecciones de los bronquios y de la laringe.

Aplicación:

Contra las infecciones de los bronquios y laringe. Prepare una infusión con 40 grs. de hojas de culantrillo y un litro de agua. Deje hervir, retire y beba una vez antes de cada comida durante una semana.

Como diurético. Prepare un infusión con las mismas cantidades antes descritas. También nos ayuda a mejora la circulación sanguínea.

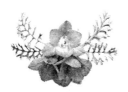

Damiana

(Turmera ulmifolia)

Es una planta con características leñosas que mide cerca de 70 cm de altura. Sus hojas son pecioladas y aserradas. Sus flores son de color blanco o amarillo y miden hasta 3 cm.

Propiedades:

Permite auxiliar en el tratamiento de enfermedades como bronquitis e indigestión.

Aplicación:

Contra la tuberculosis y la anemia. Prepare una infusión con 30 grs. de planta fresca y un litro de agua; deje hervir durante cinco minutos, retire y deje que se enfríe. Tome después de los alimentos.

Contra la bronquitis. Prepare una infusión con 10 grs. de planta fresca y una taza de agua hirviendo. Beba endulzando con miel de abeja.

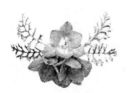

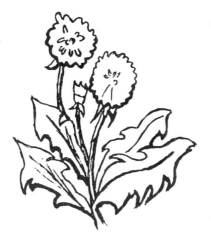

Diente de león

(*Taraxacum officinalis*)

Es una hierba perteneciente a la familia de las compuestas. Sus tallos enanos sostienen hojas de forma espatulada. Sus flores son de color amarillo. El nombre de diente de león es aplicado a veces a otras hierbas de savia lechosa con flores también amarillas cubiertas de pelusa; sin embargo, es una hierba ubicua que prolifera en los pastizales.

Propiedades:

Resultan de alto aprecio sus propiedades diuréticas, debido a que contiene sales de hierro que nos ayudan a que se aumenten los leucocitos en el plasma sanguíneo.

Aplicación:

Para aumentar la secreción de orina y sudor. Se prepara un cocimiento de las raíces, de las hojas y de los tallos a razón de 3 grs. por cada 150 ml de agua; deje que hierva y tome en ayunas durante varios días.

Contra las enfermedades hepáticas. Prepare una infusión a base de 10 grs. de raíz y dos litros de agua; deje hervir durante treinta minutos. Deje enfriar, cuele y tome dos tazas al día.

Para remover verrugas. Corte o compre dientes de león, trocéelos y coloque el jugo que salga de ellos en las partes afectadas. Realice la operación dos o tres veces al día. Las verrugas prácticamente desaparecerán.

Contra las manchas de la vejez. La misma savia lechosa de la que hablábamos en el tratamiento anterior se puede ocupar para eliminar las manchas de la edad, sólo se tiene que frotar suficiente savia sobre las partes afectadas, dejarla actuar durante quince minutos y enjuagar de inmediato con agua tibia. Repita por la tarde, y una más antes de ir a la cama.

Contra la hipertensión. Ponga a hervir un litro de agua, baje el fuego y añada dos cucharadas de raíces frescas, lavadas y picadas. Deje cocer a fuego lento por un minuto, con el recipiente tapado, retire del fuego y añada dos cucharadas de hojas recién picadas. Deje reposar por cuarenta minutos, cuele y tome dos tazas al día.

Para combatir enfermedades del hígado. Prepare una infusión con veinte cucharadas de hojas, tallos y raíces frescas picadas y un litro de agua. Deje cocer a fuego lento hasta que el líquido se reduzca a la mitad; cuele. Tome tres cucharadas seis veces al día. Este remedio también le ayudará a deshacer cálculos biliares.

Para controlar la diabetes. Lo mejor es adquirir cápsulas de diente de león en las tiendas naturistas y tomar tres al día. Con esto el organismo será capaz de asimilar la insulina.

Contra la ceguera nocturna. Con un puñado de flores frescas, las cuales contienen vitaminas A y B_2, prepare una infusión remojándolas durante veinte minutos en medio litro de agua hirviendo. Beba una taza dos veces al día de esta infusión.

Para combatir la fiebre. Ponga a hervir un cuarto de litro de agua, reduzca el fuego y añada dos cucharadas y media de raíz seca; deje cocer durante doce minutos. Quite del fuego y añada tres cucharadas de hojas cortadas y secas. Deje reposar durante media hora. Cuele y endulce con una cucharada de almíbar de arce puro o una cucharada de melaza. Tome una taza cada cinco horas. Este remedio es muy útil para bajarles la fiebre a los niños pequeños que acaban de contraer sarampión, paperas y varicela, tres enfermedades infecciosas.

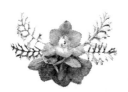

Encina

(Quercus emoyri)

Es un árbol perteneciente a la familia de las fagáceas. Su fruto es una bellota. Su madera es dura y compacta.

Propiedades:

Su corteza posee un elemento importante llamado tanino o ácido tánico, que resulta un poderoso astringente vegetal.

Aplicación:

Para combatir la amigdalitis y las anginas catarrales. Prepare una infusión con 40 grs. de corteza y un litro de agua. Tome una taza aún estando caliente.

Contra la diuresis y los enemas. Prepare una infusión siguiendo el mismo procedimiento que en el caso anterior. El remedio también es útil para combatir problemas renales tales como cistitis, oliguria y hasta blenorragia.

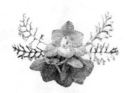

Enebro

(Juniperus communis)

También conocido como junípero, es un arbusto perteneciente a la familia de las cupresáceas, cuyas flores son escamosas y de color pálido rojizo, fuertes y aromáticas. Su fruto se da en bayas esféricas de color negro azulado. De la destilación de sus moras o de las ramas pequeñas, se produce un aceite transparente, que en ocasiones toma tonalidades amarillas o verde claro, de un aroma caliente y balsámico.

Propiedades:

Cuenta con propiedades diuréticas y antisépticas de las vías urinarias; pero además es antirreumático y estomáquico.

Aplicación:

Para combatir las reumas. Cuente cien moras de enebro y póngalas a destilar en dos litros de alcohol puro de caña; tiene que reposar dos semanas; luego frote las partes afectadas con el aceite obtenido.

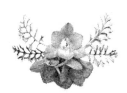

Eneldo

(Anetheum graveolens)

El eneldo es aromático, parecido a la alcaravea, aunque más suave y dulce. Su sabor y apariencia es similar a los del hinojo, aunque éste es más ácido y agresivo. La planta crece hasta 80 cm de altura, pero es más pequeña que el hinojo, raras veces tiene más de un tallo y su raíz larga y espigada es sólo anual. Crece de forma recta, elevándose suavemente; a mitad del verano tiene en las puntas umbelas planas con muchas flores amarillas, cuyos pétalos están vueltos hacia dentro.

Propiedades:

Se utiliza generalmente contra el insomnio y como condimento para preparar algunos alimentos.

Aplicación:

Contra el insomnio. Ponga medio litro de vino blanco al fuego y llévelo a punto de hervor, pero sin que llegue a hervir; retire del fuego. Añada cuatro cucharadas de semillas de eneldo; deje reposar durante media hora. Beba una taza tibia media hora antes de irse a la cama.

Para aumentar la leche (para quien esté amamantando). Prepare una infusión siguiendo los pasos anteriores; antes de beber añada una cucharada de semillas de anís, una de cilantro y una de alcaravea; deje reposar otros diez minutos. Tome diariamente una taza tibia, de preferencia después del desayuno.

Contra el mal aliento. Mastique semillas de eneldo, con esto su aliento se endulzará y refrescará.

Escobilla

(Malpiguia galbra)

Es un arbusto perteneciente a la familia de las malpigiáceas. Sus hojas son opuestas, enteras y de forma oval y llegan a medir hasta 10 cm. Su fruto es una drupa de color rojo y de sabor ácido.

Propiedades:

Se utiliza generalmente como astringente.

Aplicación:

Como astringente. Prepare una infusión con 10 grs. de escobilla y medio litro de agua; deje hervir y tome una taza cada tres horas.

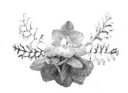

Espinaca

(Spinacia oleracea)

La espinaca es de origen persa y más tarde llegó a España a través de los árabes. Es de la familia de las quenopodiáceas. Su tallo es ramificado y alcanza los 80 cm. Sus hojas son de color verde oscuro. Sus flores son pequeñas.

Propiedades:

Posee una alta concentración de vitaminas y hierro. Permite auxiliar en el tratamiento de enfermedades como el reumatismo, la artritis y el dolor de cabeza.

Aplicación:

Contra el dolor de cabeza. Mastique algunas hojas de espinaca perfectamente limpias y desinfectadas.

Para controlar las hemorragias y las infecciones cutáneas. Ponga una cataplasma en las zonas afectadas preparada con hojas de espinaca machacadas y aceite de oliva.

Como inhibidor del cáncer. Procure consumir espinacas por lo menos tres veces a la semana. Se ha comprobado que este vegetal evita que las células del cuerpo se transformen o muten, haciéndose cancerosas en poco tiempo.

Contra la diabetes. Remedio útil para diabéticos. Ponga espinacas lavadas y desinfectadas en una olla con un poco de alga marina, una cucharada de jugo de limón y otra de jugo de lima, vierta además una y media tazas de agua. Deje hervir a fuego lento por una hora. Cuélelo. Tome una taza en ayunas y la otra media hora antes de la comida.

Estragón

(Artemisa dracunculus)

Es un arbusto perenne, verde y lampiño que abunda en las áreas secas. Sus hojas son aromáticas, largas y estrechas y dan sabor a las ensaladas. Puede alcanzar una altura de 60 cm; posee raíces largas y fibrosas que se extienden por todas partes en forma de enredadera.

Propiedades:

Como ya lo mencionamos, es utilizado para efectos culinarios, aunque también puede auxiliarnos en casos de insomnio y para mejorar la digestión.

Aplicación:

Contra el insomnio y la hiperactividad. Ponga en remojo una y media cucharadas de estragón seco en dos tazas de agua hirviendo; cubra y deje reposar. Cuele el líquido y tome antes de que se enfríe.

Para la digestión y despertar el apetito. Prepare un vinagre casero: llene un frasco con hojas de estragón fresco, recogidas antes de que la hierba florezca, cubra con vinagre de sidra de manzana, añada media cucharada de jugo de limón y otra porción igual de jugo de lima. Deje reposar durante siete horas. Cuele y guarde en un frasco limpio. Tome una cucharada antes de cada comida.

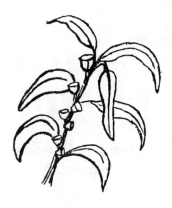

Eucalipto

(Eucalyptus globulus)

Es una planta originaria de Australia, donde por sus amplias propiedades medicinales se le consideraba un "cura todo". Sus hojas en forma de espada son frescas y producen una fragancia parecida al alcanfor. Es también uno de los árboles más altos del mundo y sus raíces penetran profundamente en la tierra. Su madera es bastante fuerte y resistente a la pudrición, aun en presencia de mucha humedad.

Propiedades:

Posee múltiples propiedades curativas que van desde ser un antiséptico general, sobre todo para las vías respiratorias y renales, hasta un balsámico, expectorante y antiespasmódico.

Aplicación:

Contra las infecciones respiratorias. Prepare una infusión con 10 grs. de hojas de eucalipto y un litro de agua; deje hervir, retire y aspire el vapor que suelta, ya que es éste el que en verdad descongestiona las vías respiratorias. Si lo desea, vuelva a calentar para que suelte nuevamente vapor.

Contra la gripe. Prepare la misma infusión anterior, sólo que ahora beba una taza endulzada con miel de abeja.

Para descongestionar. Elija treinta hojas de eucalipto, póngalas a destilar en agua. Aspire cada vez que sea necesario.

Flor celeste

(Comelina coeslestis)

Es una planta que pertenece a la familia de las comelináceas. Sus hojas adoptan una forma de vaina oval. Sus flores se agrupan en racimos y su color es azulado.

Propiedades:

Generalmente se utiliza para controlar las hemorragias externas y contra la disentería.

Aplicación:

Contra las hemorragias. Triture tallos y hojas de esta planta y coloque en forma de cataplasma en las zonas afectadas.

Para la disentería. Prepare una infusión con 50 grs. de hojas de esta planta y un litro de agua. Beba una taza al día, de preferencia por las mañanas.

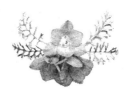

Flor de Nochebuena

(Euphorbia pulcherrima)

Es un arbusto perteneciente a la familia de las euforbiáceas. Llega a medir hasta 6 m de alto y posee hojas grandes. Sus pequeñas flores se agrupan en inflorescencias rojizas.

Propiedades:

Es útil para mejorar la producción de las mujeres lactantes y para tratar la erisipela.

Aplicación:

Para aumentar la leche materna. Prepare una infusión con 15 grs. de flores y un litro de agua. Tome dos tazas al día, una por la mañana y la otra antes de irse a la cama.

Contra la erisipela. Machaque algunas flores y coloque en forma de cataplasma en las zonas afectadas, esto le ayudará a desinflamar la superficie de la piel, pudiendo ser útil para otras enfermedades cutáneas.

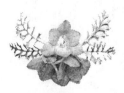

Garbanzo

(Cicer arientium)

Es una planta herbácea de la familia de las papilonáceas, cuyo fruto viene en vaina y sus semillas son comestibles y del mismo nombre. Alcanza hasta los 40 cm de altura y sus flores son pequeñas y de color blanco.

Propiedades:

Es útil en el tratamiento de diversas enfermedades venéreas, como la gonorrea e inflamación de la vejiga.

Aplicación:

Contra la gonorrea. Prepare una infusión con 10 grs. de garbanzos y un litro de agua; deje hervir y tome como agua de tiempo, durante ocho días consecutivos.

Para la inflamación de la vejiga. Con la misma infusión preparada para el tratamiento anterior, lave la zona afectada, varias veces al día.

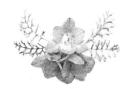

Geranio

(*Pelargonium graveolens*)

Es una planta perteneciente a la familia de las geraniáceas, muy apreciada por la belleza de sus flores que se utilizan principalmente de ornato.

Propiedades:

El geranio posee grandes propiedades medicinales, por lo que se utiliza como astringente, cicatrizante y hemostática; pero también es utilizada en perfumería debido a su deliciosa aroma.

Aplicación:

Contra dolores de cabeza e hipertensión. Corte varias flores rojas y blancas de geranio y machaque, ponga en un trapo limpio y huela cada vez que le duela la cabeza durante veinte minutos.

Para sanar heridas. Corte varias flores y macháquelas, luego coloque en las partes afectadas.

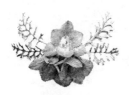

Genciana

(Gentiana lutea)

Es una planta perteneciente a la familia de las gencianáceas que se usa en la medicina. Llega a alcanzar hasta un metro de altura. Sus hojas son grandes y sus flores de color amarillo.

Propiedades:

Generalmente se aprovecha como tónica y febrífuga.

Aplicación:

Para controlar la fiebre. Se prepara una infusión a base de 30 grs. de raíz de genciana, 20 grs. de hojas de manzanilla, 20 grs. de corteza de encina y dos litros de agua. Deje hervir y tome varias tazas al día.

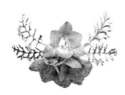

Girasol

(Heliantus annuus)

Es una planta anual que pertenece a la familia de las compuestas. Sus hojas son grandes, anchas y en forma de punta de lanza con bordes aserrados. Sus flores son terminales, grandes y de color amarillo. Su fruto posee semillas negruzcas. Generalmente crece en todos lados como una mala hierba, pero tiene diversas aplicaciones.

Propiedades:

Por lo común se utiliza para cocinar, aunque medicinalmente alivia el reumatismo, la gota y la hidropesía.

Aplicación:

Para el reumatismo. Prepare un cocimiento a base de 100 grs. de hojas y tallo, y un litro de agua. Tome durante cuatro días, una vez antes de cada comida.

Contra la gota y el reumatismo crónico. Ponga a macerar 10 grs. de flores en medio litro de alcohol puro de caña; deje reposar durante tres días y frote con ello las partes afectadas. Esto permitirá disminuir los dolores que causan estos padecimientos.

Contra la hidropesía. Prepare un jugo con las flores y las semillas bien machacadas y un poco de vino blanco. Coloque la mezcla sobre las partes afectadas y luego enjuague con agua tibia.

Para calmar los nervios. Coma semillas de girasol crudas y peladas; las semillas de girasol nutren al sistema nervioso, y puede ser un remedio contra el tabaquismo.

Para detener los zumbidos en los oídos. Para reducir los extraños ruidos en los oídos debemos preparar una infusión con 750 ml de agua y dos cucharadas de vainas vacías; tape y reduzca el fuego, deje hervir durante quince minutos. Retire del fuego y déjelo reposar durante media hora. Cuele y beba una taza del té cada seis horas.

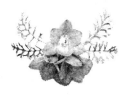

Gordolobo

(Verbascum thapsus)

Pertenece a la familia de las escrofulariáceas. Sus flores no tienen pedúnculo y sus corolas, de color amarillo, forman copitas irregulares de una pulgada de ancho, con cinco pétalos redondeados insertos en cálices lanudos. La planta atrae todo tipo de insectos debido a que es muy fácil llegar a su néctar, de ahí que se propague en todas direcciones. El gordolobo puede alcanzar grandes alturas.

Propiedades:

Contiene diversas propiedades que la hacen útil para combatir el asma, disminuir las enfermedades del corazón y aliviar los padecimientos intestinales.

Aplicación:

Para curar el asma. Prepare una infusión con un puñado de flores de gordolobo y un cuarto de litro de agua; deje hervir durante media hora. Beba endulzado con miel de abeja, todos los días, hasta que la enfermedad desaparezca.

Para controlar enfermedades del corazón. Hierva a fuego lento dos puñados de hojas y flores picadas en un litro y medio de agua; tape y deje hervir durante una hora. Cuele y añada tres cucharadas de melaza y media cucharada de glicerina. Tome una cucharada de este jarabe dos veces al día entre comidas, una vez por la mañana y otra vez por la noche.

Contra infecciones intestinales. Deje en remojo un puñado de hojas y uno de flores frescas de gordolobo en litro y

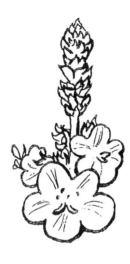

medio de agua; hierva durante cuarenta minutos en un recipiente tapado. Licue y use la mitad únicamente. Tome dos cucharadas cuando le haga falta.

Para combatir enfermedades infantiles (amigdalitis, varicela, sarampión y paperas). Prepare un té de la siguiente manera: ponga a remojar medio puñado de hojas y flores frescas, medio de flores secas; tape y hierva durante 35 minutos. Cuele la solución dos veces. Todavía caliente, añada dos cucharadas de miel oscura, una cucharada de almíbar de arce y varias gotas de vainilla pura. Suministre al niño enfermo media taza de esta cocción tibia cada cuatro horas. Es importante que no lo alimente con productos lácteos, huevo, pan, carne, caramelos y refrescos.

Para los problemas de la piel. Remoje dos puñados de flores y hojas frescas o secas de gordolobo en dos tazas de aceite de oliva, durante ocho días. Cuele, embotelle y guarde en un lugar fresco. El remedio es muy útil para las úlceras, las heridas y las quemaduras de sol.

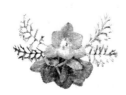

Guayabo

(Psidium guajava)

Es un árbol perteneciente a la familia de las mirtáceas. Su fruto es la guayaba. Sus hojas son opuestas y alcanzan a medir hasta 12 cm.

Propiedades:

Se utiliza generalmente para prevenir la diarrea debido a sus propiedades astringentes. Además, su fruto contiene grandes cantidades de vitamina C, por lo que es apreciado para evitar enfermedades de las vías respiratorias.

Aplicación:

Como astringente y para evitar resfriados. Consuma guayabas por lo menos dos veces a la semana, con esto se verá libre de estos padecimientos.

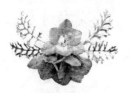

Heliotropo

(Heliotropum peruvianum)

Es una planta que pertenece a la familia de las borra-gináceas y que proviene de América del Sur. Sus flores son pequeñas y de color azul. Sus frutos tienen formas de nuez agrupadas de cuatro en cuatro, conteniendo en su interior una sola semilla.

Propiedades:

Se aplica principalmente para aliviar los trastornos di-gestivos.

Aplicación:

Contra la fiebre palúdica. Prepare un cocimiento a base de 50 grs. de hojas y flores de esta planta y un litro de agua. Este tratamiento también se utiliza para aliviar los trastornos di-gestivos y la anemia.

Para auxiliar en el tratamiento del paludismo. Prepare un cocimiento con 20 grs. de flores y un litro de agua. Deje her-vir durante unos minutos y beba a sorbos.

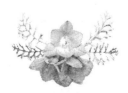

Hierbabuena

(Mentha piperita)

Es también conocida como hierbabuena; esta hierba la podemos encontrar en las zonas templadas de nuestro país.

Propiedades:

Se utiliza principalmente como tratamiento para los males digestivos e intestinales.

Aplicación:

Contra los males digestivos. Prepare una infusión con 20 grs. de hojas de hierbabuena y un litro de agua. Tome como té después de los alimentos.

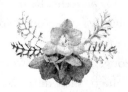

Higuera

(Picus carica)

Es una planta arbórea originaria de la región mediterránea. Produce como frutos la breva y el higo.

Propiedades:

Contiene un fermento activo de nombre cradina, apreciado para controlar problemas digestivos. Además, permite impedir la reproducción de los gérmenes intestinales por lo cual también se utiliza en enfermedades como la fiebre tifoidea y la paratifoidea.

Aplicación:

Para expulsar las lombrices. Extraiga un poco del jugo de las hojas, puede machacarlas y pasarlas por un paño a modo que se le facilite la labor; beba diluyendo en agua. El tratamiento puede emplearse para aliviar heridas e incluso para desinflamar anginas, sólo tiene que hacer gárgaras con el jugo.

Contra la irritación en los pulmones. Ponga a hervir dos tazas de agua, añada cinco cucharadas de higos picados. Deje hervir a fuego lento durante cinco minutos. Tape y deje reposar hasta que se enfríe. Beba media taza cada cuatro horas.

Para aliviar las llagas. Ponga a hornear a temperatura muy baja tres higos bañados en leche. Retire y abra por la mitad, para entonces los higos ya debieron absorber toda la leche, coloque sobre las partes afectadas.

Como laxante. Ponga a hervir cuatro tazas de agua, añada diez cucharadas de higo, diez de pasas y diez de cebada cruda. Deje hervir a fuego lento durante quince minutos, luego añada dos cucharadas de raíz de orozuz seca, retire del fuego y deje reposar durante media hora. Cuando se enfríe, revuelva y cuele. Consuma a la hora que prefiera.

Para limpiar los dientes. Corte un higo y frote con él los dientes durante varios minutos, quedarán verdaderamente limpios.

Para controlar los dolores de artritis. Ponga a remojar seis higos en dos tazas de agua hirviendo durante unos minutos para suavizarlos un poco; machaque y haga una cataplasma que colocará sobre las zonas afectadas; cubra con una franela tibia y deje así durante media hora. Repita en caso de que los dolores persistan.

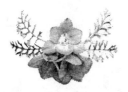

Hinojo

(Foeniculum vulgare)

Es una planta perteneciente a la familia de las umbelíferas, que posee flores verdes y amarillas que desprenden un olor agradable.

Propiedades:

Se utiliza comúnmente como condimento, aunque también posee propiedades estimulantes y carminativas que auxilian en el dolor de los cólicos.

Aplicación:

Contra los cólicos estomacales. Prepare una infusión con 10 grs. de hojas y flores en dos litros de agua. Deje hervir unos minutos y beba endulzado con miel.

Para endulzar el aliento. Mastique algunas semillas de hinojo durante unos minutos, no se necesita enjuagar.

Contra los nervios. Cocine cebada en suficiente agua, añada cucharada y media de hinojo; reduzca el fuego y deje reposar durante veinte minutos. Beba una taza de esta infusión antes de la comida.

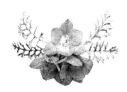

Hoja santa

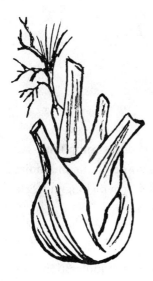

(Piper auritium)

Es un arbusto de la familia de las piperáceas. Su tallo es articulado y llega a medir hasta los 6 m. Sus flores con pequeñas y de color blanco.

Propiedades:

Se utiliza generalmente como analgésico y estimulante.

Aplicación:

Como analgésico y estimulante. Prepare un cocimiento con 8 grs. de hojas en medio litro de agua; deje hervir durante veinte minutos, luego permita que repose dos horas para después beberse en tres tomas diferentes.

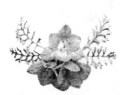

Hojasen

(Flluorensia cernua)

Arbusto que pertenece a la familia de las compuestas cuyos tallos alcanzan a medir hasta 2 m de altura. Sus hojas son de forma oval y alcanzan hasta los 3 cm de longitud. Esta planta es aromática y tiene un sabor amargo.

Propiedades:

Permite auxiliar en el tratamiento de la indigestión.

Aplicación:

Para la indigestión. Ponga a hervir 10 grs. de hojas mezcladas con cabezuelas en las que se hallan agrupadas las flores de la planta en dos litros de agua, por espacio de veinte minutos. Tome como agua de tiempo endulzada con miel de abeja.

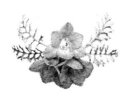

Ipecacuana

(Hybantus polygaelefolium)

Es una planta rubiácea que pertenece a la familia de las compuestas, procedente de América Meridional, cuya raíz posee cualidades eméticas, tónicas, purgantes y sudoríficas. Sus hojas son opuestas y enteras, de forma oblinga que alcanzan a medir hasta 3 cm de longitud. Sus flores son pequeñas y simétricas.

Propiedades:

De la planta se extrae una sustancia llamada emetina, que permite ayudar en el tratamiento de la disentería por amibas.

Aplicación:

Contra la disentería. Prepare una infusión con 20 grs. de polvo de raíz en dos litros de agua. Beba tibia endulzada con un poco de miel de abeja.

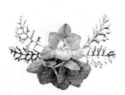

Jaboncillo

(Sapindus saponaria)

Es un árbol de tronco esbelto que pertenece a la familia de las sapindáceas que alcanza hasta los 30 m de altura. Sus hojas son compuestas y asimétricas. Sus flores son de color blanco.

Propiedades:

Por lo regular se utiliza para combatir el reumatismo.

Aplicación:

Contra el reumatismo. Prepare un cocimiento con 100 grs. de hojas y un litro de agua; deje que hierva durante veinte minutos. Coloque la infusión directamente sobre las partes afectadas.

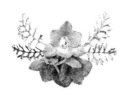

Jengibre

(Zingiber officinalis)

Es una planta que pertenece a la familia de las gingiberá-
ceas que alcanza hasta 60 cm de altura. Ofrece un fruto carnoso de sabor fuerte y olor característico.

Propiedades:

Es muy apreciado por sus propiedades digestivas. Pero
además actúa como analgésico y febrífugo.

Aplicación:

Como afrodisiaco. Prepare un cocimiento a base de 50 grs.
de raíz de jengibre en dos litros de agua; deje hervir durante
veinte minutos. Tome una taza tres veces al día, endulzada
con un poco de miel de abeja.

Para combatir las náuseas. Ralle un centímetro de raíz de
jengibre y consuma en cuanto padezca de náuseas.

Como diluyente natural de la sangre. Es un remedio que
le servirá a las personas que padecen con frecuencia de coá-
gulos sanguíneos, para ello tiene que rallar un poco de raíz
de jengibre y consumirla en ensalada; trate de no abusar de
la cantidad (guíese por la receta anterior) porque puede ser
contraproducente.

Para aliviar dolores y malestares. Ponga a hervir cuatro litros de agua mineral en una olla de esmalte. Mientras tanto
lave raíz y media de jengibre fresco, sin pelar. Ralle las raíces y coloque en un trozo de tela, haga una especie de bolsita. Baje el fuego y meta después la bolsita en el agua, suba

y exprima; deje que hierva a fuego lento durante siete minutos. Humedezca una toalla en esta infusión y coloque en las partes afectadas; con este remedio podrá aliviar retortijones abdominales, cálculos renales, dolor de muelas, inflamación de la vejiga, prostatitis, neuralgia, rigidez en el cuello y articulaciones rígidas.

Contra dolores de cabeza. Ralle raíz de jengibre y mezcle con agua fría hasta obtener una pasta uniforme. Coloque sobre la sien hasta que el dolor desaparezca.

Para bajar la fiebre. Prepare una infusión con dos cucharadas de jengibre rallado y medio litro de agua; deje que hierva y luego retire para que repose durante treinta minutos. Beba una taza, mientras aún esté tibio, cada dos horas y media.

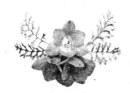

Judías verdes

(Phaseolus vulgaris)

Pertenece a la misma especie de phaseolus a la que pertenecen los frijoles colorados, los blancos y las habas, con la diferencia de que las judías se recogen cuando aún están verdes.

Propiedades:

Se utilizan principalmente para solucionar problemas de la piel.

Aplicación:

Contra el acné. Haga un cocimiento con vainas y un litro de agua; cuando hierva añada tres cucharadas de flores secas de manzanilla, retire del fuego y deje descansar. Lave la cara tres veces al día hasta que desaparezca el acné por completo.

Para suavizar la piel. Ponga a hervir medio litro de agua, retire del fuego y añada dos puñados de flores de judías verdes recién cortadas. Tape y deje descansar durante cincuenta minutos, luego lleve al refrigerador. Remoje una toalla con la infusión y coloque sobre la piel. Este remedio también se utiliza para aclarar las pecas.

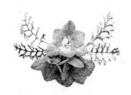

Laurel

(Laurus nobilis)

Es una planta arbustiva o arbórea que pertenece a la familia de las lauráceas. Posee hojas reunidas en umbelas y provistas en su reverso de glándulas aromáticas. Sus flores son blancas y se agrupan en racimos.

Propiedades:

Es carminativa y estimulante.

Aplicación:

Contra las enfermedades de la garganta. Prepare una infusión con diez hojas de laurel y un litro de agua; deje hervir unos minutos hasta que el agua se consuma a la mitad. Realice gárgaras con el líquido resultante.

Contra la reuma. Prepare un aceite machacando varias hojas de laurel y algunos frutos de la planta cocidos; forme una mezcla uniforme y coloque en las zonas afectadas.

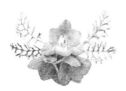

Lengua de vaca

(*Rumex crispus*)

Es una hierba que dura más de dos años, y que pertenece a la familia de las poligonáceas. Sus hojas son simples y de forma oval. Ofrece frutos en forma de nuez.

Propiedades:

Se pueden aprovechar sus propiedades antiinflamatorias.

Aplicación:

Como antiinflamatoria. Machaque algunas hojas y caliente un poco de manteca en una sartén, agregue las hojas, retire del fuego y cuando esté tibio coloque en las partes afectadas.

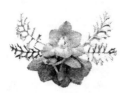

Lentejilla

(Lepidium intermedium)

Es una planta que pertenece a la familia de las crucíferas y que alcanza a medir el metro de altura. Sus hojas tienen forma de punta de lanza y sus bordes son aserrados. Sus pequeñas flores son de color blanco.

Propiedades:

Se pueden aprovechar sus propiedades antiinflamatorias e inhibidoras del dolor de estómago.

Aplicación:

Como antiinflamatoria e inhibidora de dolor de estómago. Prepare una infusión con 50 grs. de hojas y un litro de agua; deje hervir durante veinte minutos. Tome una taza endulzada con miel de abeja.

Para combatir los nervios. Ponga a hervir 10 grs. de hojas en un litro de agua. Tome una taza antes de irse a dormir.

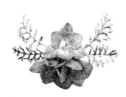

Madreselva

(Linnae borealis)

Es un arbusto que pertenece a la familia de las caprifoliá-
ceas y que crece prácticamente en todos los climas de nuestro país. Sus hojas contienen ácido gálico, una materia grasa
y otra resinosa. Sus flores son de color blanco amarillento y
poseen un aceite esencial que es muy volátil.

Propiedades:

Generalmente se utiliza para aumentar la secreción de
los jugos gástricos.

Aplicación:

Para aumentar la secreción de los jugos gástricos. Prepare
una infusión con 100 grs. de hojas y un litro de agua; deje
hervir unos minutos y beba tres tazas endulzadas con miel
de abeja.

Para mejorar la salud de la vesícula biliar. Prepare una infusión con 100 grs. de hojas y flores en un litro de agua. Beba
una taza endulzada con miel de abeja.

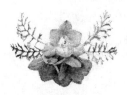

Maguey

(Agave sp.)

También conocida como pita, es una planta amarilidá-cea, oriunda de México, cuyas hojas o pencas radicales son carnosas y con espinas. De una de sus variedades se fabrica el pulque.

Propiedades:

El maguey posee calcio, por lo que puede ser utilizado para combatir el raquitismo.

Aplicación:

Contra las enfermedades venéreas. Ase y exprima una penca de maguey y beba el jugo que resulte. De igual forma, este jugo permite aliviar la inflamación renal y es auxiliar en la cura del raquitismo, debido a su alto contenido de calcio.

Para combatir la tos. Ponga a secar una hoja de maguey, luego pulverícela. Disuelva una cucharada del polvo resultante en medio de vaso de agua caliente y añada una cucharada de miel de abeja. Tome de inmediato.

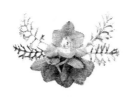

Maíz

(Zea mays)

Es una planta herbácea monocotiledónea perteneciente a la familia de las gramíneas. Llega a alcanzar los dos metros de altura. Su tallo es grueso y erguido, sus hojas son grandes y sus frutos en cariópside se sitúan en hilera a lo largo de toda la mazorca.

Propiedades:

Se utiliza generalmente como astringente.

Aplicación:

Para aliviar enfermedades del riñón y la vesícula biliar. Ponga a hervir un litro de agua, añada un puñado de pelos de elotes y permita que repose antes de servir. Tome dos tazas al día endulzadas con miel de abeja.

Como astringente. Machaque los granos de un elote y prepare con ellos un atole, esto le ayudará a controlar la diarrea.

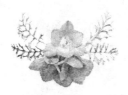

Malva

(Malva sp.)

Es una planta herbácea perteneciente a la familia de las malváceas. Su raíz es fibrosa, sus tallos son pilosos y sus hojas tienen forma de corazón. Sus flores tienen cinco pétalos y el fruto se presenta en poliaquenio.

Propiedades:

Sus hojas se utilizan por sus propiedades emolientes.

Aplicación:

Contra la inflamación de los pulmones. Prepare una infusión con 50 grs. de hojas de malva y dos litros de agua; deje hervir y retire del fuego para dejar que repose unos minutos. Beba como agua de tiempo endulzada con miel de abeja. Este remedio también le ayudará a controlar enfermedades de los riñones y la vesícula.

Para eliminar la inflamación de la matriz. Ponga a cocer 100 grs. de las hojas en dos litros de agua; deje hervir unos minutos y beba como agua de tiempo. En caso de padecer alguna infección vaginal, puede hacer lavados con esta misma infusión.

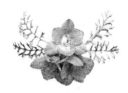

Manzanilla

(Matricaria chamomilla)

Es una planta herbácea cuyo tallo se encuentra ramificado. Sus hojas son partidas y sus flores son blancas y amarillas.

Propiedades:

La manzanilla es muy apreciada porque contiene poderes sedantes y antiinflamatorios.

Aplicación:

Para calmar los nervios. Ponga a secar algunas flores de manzanilla al sol, meta en un frasco con un poco de agua y deje nuevamente al sol. Haga un saquito y rellene con la destilación de la manzanilla. Su aroma calmará los nervios.

Como cicatrizante. Prepare una infusión con 100 grs. de flores de manzanilla y un litro de agua; deje hervir hasta que el agua cambie de color. Retire del fuego y permita que se enfríe. Lave las zonas afectadas con el agua resultante. Este remedio también se puede utilizar para combatir acné y cualquier tipo de erupciones en la piel; de igual manera, auxilia en las infecciones vaginales, para ello sólo tiene que lavarse la parte afectada con la infusión.

Para prevenir espasmos y cólicos. Ponga a hervir un puñado de manzanilla en un litro de agua; deje hervir durante cinco minutos. Retire y beba hasta tres tazas al día endulzadas con miel de abeja.

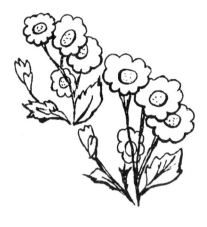

Naranjo

(Citrus aurantium)

Es un árbol rutáceo proveniente de Asia. Su fruto es la naranja y su flor es el azahar. Este último es muy apreciado por sus propiedades benéficas para el sistema nervioso.

Propiedades:

Se utiliza generalmente como antiespasmódica y tónica.

Aplicación:

Como té relajante. Ponga a hervir diez hojas de naranjo en medio litro de agua; retire del fuego y beba una taza endulzada con miel de abeja.

Como digestivo. Prepare un jarabe con 200 grs. de corteza de naranjo y 200 ml de alcohol; deje macerar la mezcla durante varios días. A la mezcla resultante se le agrega agua hasta completar un litro. Se cuela y se toma una cucharada antes de los alimentos.

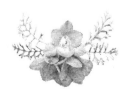

Nogal

(Juglans)

Es un árbol de tronco robusto y copa redonda que alcanza los 15 m de altura. Su madera es dura y de color pardo rojizo que se utiliza en ebanistería para la fabricación de muebles. Su fruto es la nuez.

Propiedades:

Generalmente se utiliza como depurador y para controlar las hemorragias.

Aplicación:

Para controlar el exceso de fluidos vaginales. Prepare una infusión con diez hojas de nogal y medio litro de agua; deje hervir durante cinco minutos, retire y deje que se entibie. Lave con esta agua la zona afectada varias veces al día.

Como depurador de las vías intestinales. Prepare una infusión siguiendo el procedimiento anterior. Beba una taza de este té endulzada con miel de abeja.

Para fomentar el crecimiento del cabello. Haga un preparado con 150 grs. de alcohol puro de caña y 30 grs. de nueces verdes, deje macerar durante varios días. Cuele y friccione el cuero cabelludo con esta mezcla después del baño habitual, luego enjuague con abundante agua tibia.

Contra las hemorragias vaginales. Ponga a hervir treinta nueces en dos litros de agua; deje unos minutos al fuego y luego retire para que se enfríe. Cuele y tome un vaso de este cocimiento cada hora.

Orégano

(Oreganum vulgaris)

Es una planta herbácea perteneciente a la familia de las labiadas, cuyas hojas y flores se usan como condimento. Llega a medir hasta 80 cm de altura.

Propiedades:

Entre sus propiedades medicinales se cuenta su capaci dad antiséptica, antitóxica y antiespasmódica.

Aplicación:

Para prevenir la sordera. Trocee algunas hojas de orégano y coloque en el oído afectado, luego de unos minutos retire las hojas. Repita todos los días.

Contra picaduras de animales ponzoñosos. Machaque varias hojas de orégano y coloque sobre las partes afectadas. Deje actuar durante media hora y retire enjuagando con agua tibia. Repita la operación en caso de ser necesario. Es importante que asista al médico sobre todo si se trata de picaduras de araña capulina y de alacranes albinos.

Para originar hemorragias contenidas. Prepare una infusión con un puñado de hojas de orégano y un litro de agua; deje hervir y tome una taza. Se recomienda siempre y cuando las mujeres estén seguras de que la menstruación se les contuvo de forma natural, nunca lo aplique en sospecha de embarazo.

Perejil

(Petroselinum)

Es una planta herbácea vivaz que pertenece a la familia de las umbelíferas. Sus tallos son angulosos y ramificados, sus hojas son lustrosas y partidas en tres gajos lobulosos. Sus flores son de color blanco o verdoso. Sus semillas son pequeñas y parduscas.

Propiedades:

Generalmente se utiliza para el tratamiento de úlceras bucales y para ayudar a combatir la inflamación renal.

Aplicación:

Contra las úlceras bucales. Machaque unas ramas de perejil previamente lavado, coloque sobre las úlceras, dejando actuar durante quince minutos, retire y repita la operación hasta que desaparezcan. Puede utilizar este remedio para aliviar dolores molares, aunque le aconsejamos que consulte al dentista luego de controlar los dolores.

Contra la inflamacióh renal. Ponga a hervir 10 grs. de raíz de perejil previamente lavada en un cuarto de litro de agua; deje hervir unos minutos y tome endulzado con miel de abeja.

Para aliviar los espasmos. Prepare un cocimiento con diez ramas de perejil y un litro de agua; deje hervir durante cinco minutos, retire y tome una taza endulzada con miel de abeja. Este remedio también se utiliza para mejorar la digestión.

Como purificador de sangre. Prepare el cocimiento anterior y beba dos tazas al día.

Como adelgazante. Licue diez ramas de perejil y un nopal, beba de preferencia en ayunas.

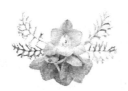

Romero

(Rosmarinus officinalis)

Es un arbusto que pertenece a la familia de las labiadas que llega a alcanzar hasta los dos metros de altura. Sus hojas son opuestas, lisas y oblongas y poseen un olor muy aromático, por lo que se usa como condimento. Sus flores son de color morado o azul claro.

Propiedades:

Resulta adecuado en el tratamiento de enfermedades del hígado y de la vesícula por sus propiedades diuréticas y sudoríficas.

Aplicación:

Contra enfermedades de la piel. Machaque algunas ramas de la planta y coloque en las zonas afectadas, le ayudará a cicatrizar y combatir erupciones.

Como digestivo. Prepare una infusión con 15 grs. de hojas de romero y un litro de agua; beba endulzado con miel de abeja.

Para combatir la diarrea. Ponga a hervir un vaso de agua, retire del fuego y vierta en él un poco de romero fresco; deje reposar durante media hora y tome de inmediato.

Contra la caída del cabello. Ponga a hervir 20 grs. de romero fresco en medio litro de agua, retire del fuego y enjuague el cabello con el agua resultante ya tibia.

Índice

Esta obra se terminó de imprimir en los talleres de
EDICIONES CULTURALES PARTENON, S.A. DE C.V.
16 de Septiembre No. 29-A Col. San Francisco Culhuacán
C.P. 04700, México, d.f., 5445-9534